BEI GRIN MACHT SICH IHR WISSEN BEZAHLT

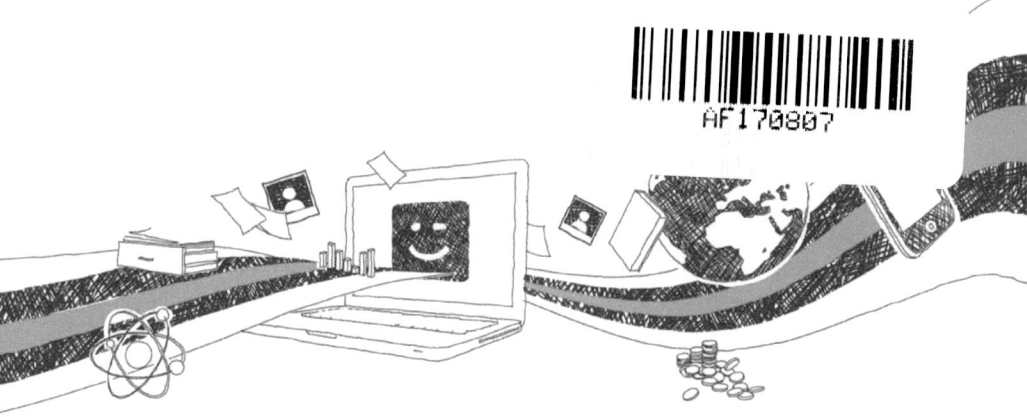

- Wir veröffentlichen Ihre Hausarbeit, Bachelor- und Masterarbeit

- Ihr eigenes eBook und Buch - weltweit in allen wichtigen Shops

- Verdienen Sie an jedem Verkauf

Jetzt bei www.GRIN.com hochladen und kostenlos publizieren

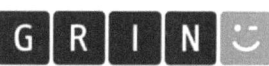

Bibliografische Information der Deutschen Nationalbibliothek:

Die Deutsche Bibliothek verzeichnet diese Publikation in der Deutschen Nationalbibliografie; detaillierte bibliografische Daten sind im Internet über http://dnb.d-nb.de/ abrufbar.

Dieses Werk sowie alle darin enthaltenen einzelnen Beiträge und Abbildungen sind urheberrechtlich geschützt. Jede Verwertung, die nicht ausdrücklich vom Urheberrechtsschutz zugelassen ist, bedarf der vorherigen Zustimmung des Verlages. Das gilt insbesondere für Vervielfältigungen, Bearbeitungen, Übersetzungen, Mikroverfilmungen, Auswertungen durch Datenbanken und für die Einspeicherung und Verarbeitung in elektronische Systeme. Alle Rechte, auch die des auszugsweisen Nachdrucks, der fotomechanischen Wiedergabe (einschließlich Mikrokopie) sowie der Auswertung durch Datenbanken oder ähnliche Einrichtungen, vorbehalten.

Impressum:

Copyright © 2017 GRIN Verlag
Druck und Bindung: Books on Demand GmbH, Norderstedt Germany
ISBN: 9783668662308

Dieses Buch bei GRIN:

https://www.grin.com/document/415800

Tim Wohlgemuth

Konsequenzen von arbeitsinduzierten Gefahren bei Diabetes mellitus Typ 1 Patienten

GRIN Verlag

GRIN - Your knowledge has value

Der GRIN Verlag publiziert seit 1998 wissenschaftliche Arbeiten von Studenten, Hochschullehrern und anderen Akademikern als eBook und gedrucktes Buch. Die Verlagswebsite www.grin.com ist die ideale Plattform zur Veröffentlichung von Hausarbeiten, Abschlussarbeiten, wissenschaftlichen Aufsätzen, Dissertationen und Fachbüchern.

Besuchen Sie uns im Internet:

http://www.grin.com/

http://www.facebook.com/grincom

http://www.twitter.com/grin_com

Sozialwissenschaftliche Fakultät
Institut für Sportwissenschaften
Sommersemester 2017

Konsequenzen von arbeitsinduzierten Gefahren bei Diabetes mellitus Typ 1 – Patienten

Seminararbeit im Modul M.Spo.MEd.500:
(Schul-)Sport im Kontext von Gesundheit und Training:
Sportphysiologisches Praktikum

Vorgelegt am 25.07.2017
Tim Wohlgemuth

Wirtschaftspädagogik (M.Ed.), Zweitfach Sport
2. Fachsemester

Inhaltsverzeichnis

Inhaltsverzeichnis I

Abbildungsverzeichnis II

Tabellenverzeichnis III

Abkürzungsverzeichnis IV

1 Einleitung 1

2 Epidemiologie 2

    2.1 Definition des Diabetes mellitus 2

    2.2 Regulation des Kohlenhydratstoffwechsels beim Gesunden 3

    2.3 Auswirkung des Insulinmangels im diabetischen Organismus 4

    2.4 Klassifikation von Diabetes mellitus 5
        2.4.1 Diagnose von Diabetes mellitus 6
        2.4.2 Typ 1 – Diabetes 6
        2.4.3 Typ 2 – Diabetes 7

    2.5 Therapie von Diabetes mellitus 8

3 Besonderheiten bei körperlicher Aktivität bei Patienten mit Diabetes mellitus Typ 1 9

    3.1 Physiologie des muskulären Glukosestoffwechsels 9

    3.2 Arbeitsinduzierte Gefahren bei Typ 1 – Diabetikern 10
        3.2.1 Hypoglykämie 11
        3.2.2 Hyperglykämisch – ketotische Entgleisungen 11

4 Konsequenzen arbeitsinduzierter Gefahren für Typ 1 – Diabetikern 13

5 Fazit 15

Literaturverzeichnis X

Anhang XIV

Abbildungsverzeichnis

Abbildung 2.1 Klassifikation des Diabetes (Icks, 2005, S. ; in Anlehnung an ADA 2004)..............5

Tabellenverzeichnis

Tabelle 2.1 Diagnosekriterien für Diabetes anhand der Bestimmung der Plasmaglukose (venös); (in Vollblut gelten andere Grenzwerte) (Icks, 2005, S. 8) nach The Expert Committee 2003 6

Abkürzungsverzeichnis

ADA	American Diabetes Association
ATP	Adenosintriphosphat
DDG	Deutschen Diabetes Gesellschaft
IFG	impaired fasting glucose
IGT	impaired glucose tolerance
LADA	latenter Autoimmun-Diabetes der Erwachsenen
RKI	Robert Koch – Institut
WHO	World Health Organization

1 Einleitung

Diabetes mellitus ist eine Stoffwechselerkrankung und wird häufig als „Zuckerkrankheit" bezeichnet. Laut World Health Organization (WHO) hat sich die Anzahl der Erkrankten weltweit seit 1980 vervierfacht. Mittlerweile sind 422 Millionen Erwachsene von Diabetes mellitus betroffen (2016, S. 6). Diabetes mellitus gleicht einer globalen Epidemie, da schätzungsweise „ 2007 genauso viele Menschen an Diabetes verstorben sind wie an AIDS. Dadurch gehen durch Diabetes mehr als 23 Millionen Lebensjahre verloren" (vgl. Hubner, 2010, S. 13). Insgesamt sind Diabetes und seine makro- und mikrovaskulären Folgen jährlich für den Tod von 2 Millionen Menschen verantwortlich (vgl. Ezzati, 2016, S. 1524). Nach Schätzungen aus bevölkerungsrepräsentativen Gesundheitssurveys des Robert Koch-Instituts (RKI) sind derweil in Deutschland 4,6 Millionen Erwachsene im Alter von 18 bis 79 Jahren an Diabetes erkrankt. Darüber hinaus liegt bei rund 1,3 Millionen Erwachsenen ein unerkannter Diabetes vor (vgl. RKI, 2017, S. 91). Allein in Deutschland wird bis zum Jahr 2030 mit einem Anstieg auf 5,6 Millionen Diabetespatienten gerechnet (vgl. Hillienhof, 2016, S. 693). Diabetes mellitus genoss oftmals den Ruf vorwiegend im späten Erwachsenenalter einzutreten, ist in den letzten Jahren eine Verschiebung des Manifestationsalters ins mittlere Erwachsenalter festzustellen. Gründe für diese Veränderung sind vor allem die fortschreitende Früherkennung, die Sensibilisierung der Hausärzte und somit auch früheren Diagnose (vgl. Huber, 2010, S. 15). Neben den medizinischen Fortschritten hinsichtlich ärztlicher Vorsorge und Diagnose, hat auch die Behandlung von Diabetes mellitus in den letzten Jahrzehnten außerordentliche Fortschritte gemacht. Unter der Voraussetzung, dass eine Selbstbehandlung des Diabetes mellitus pflichtbewusst und zielorientiert erfolgt, wird den Erkrankten ermöglicht, ein normales Leben zu führen. Das beinhaltet auch die Ausführung von körperlichen Aktivitäten (vgl. Icks, 2005, S. 19; Fehm – Wolfsdorf, 2009, S. 1). Neben der theoretischen Darstellung des Krankheitsbildes wird explizit auf arbeitsinduzierte Gefahren und den daraus entstehenden Konsequenzen für den Typ 1 – Diabetiker eingegangen. Im Rahmen der Hausarbeit sollen folgende Fragestellungen beantwortet werden:

1) Was ist Diabetes mellitus und welche Klassifikation gibt es?
2) Welchen arbeitsinduzierten Gefahren unterliegen Typ 1 –Diabetikern bei körperlicher Aktivität?

3) Welche Konsequenzen ergeben sich für Typ 1 –Diabetiker durch die arbeitsinduzierten Gefahren?

Im zweiten Kapitel kommt es zur epidemiologisches Betrachtung und der Definition und Klassifikation von Diabetes. Das dritte Kapitel befasst sich mit den arbeitsinduzierten Gefahren und die daraus resultierenden Konsequenzen werden im vierten Kapitel dargestellt. Den Abschluss der Arbeit bildet ein Fazit, welches die wichtigsten Ergebnisse der Kapitel zusammenfasst und kritisch reflektiert mit Bezug auf etwaige Limitation der vorliegenden Arbeit und zukünftigen Anknüpfungspunkten.

2 Epidemiologie

Das folgende Kapitel widmet sich der epidemiologischen Betrachtungsweise des Krankheitsbilds Diabetes mellitus und dient fortan als Grundlage für die weiteren Kapitel. Zunächst kommt es zur Definition von Diabetes mellitus und einer anschließenden Klassifikation der verschiedenen Erscheinungsformen. Nach der Darstellung des diabetischen Organismus und der Diagnose findet eine inhaltliche Fokussierung auf die beiden Formen Typ 1 –und Typ 2 –Diabetes statt.

2.1 Definition des Diabetes mellitus

Diabetes mellitus ist der Sammelbegriff für verschiedene Formen eines gestörten Glukosestoffwechsels mit unterschiedlichen Ursachen und Symptomen (vgl. Kerner & Brückel, 2015, S. 96). Der Ausdruck Diabetes mellitus hat seinen Ursprung im lateinischen und steht wörtlich für „honigsüßes Hindurchfließen" (Behrmann & Weineck, 1992, S. 15). Bereits 200 v. Chr. wurde die Erkrankung, welche sich durch erhöhtes Ausscheiden auszeichnet als „Diabetes" (altgriechisch für „Durchfluss") benannt. Diabetes mellitus kennzeichnet sich durch einen Anstieg des Blutzuckerspiegels. Auslöser für diese Erhöhung ist ein Mangel oder eine zu geringe Wirkung des Hormons Insulin. Insulin wird in den β – Zellen der Langerhansschen Inseln gebildet. Bei den Langerhansschen Inseln handelt es sich um Zellsammlungen in der Bauchspeicheldrüse (Pankreas). Insulin ist das einzige blutzuckersenkende Hormon und mitverantwortlich für die Aufrechterhaltung des Glukosehomöostase. Diese Aufrechterhaltung ist durch die Fähigkeit des Insulins Glukose in die Muskel- und Fettzellen zu transportieren sowie durch die Synthese von Eiweiß in der Leber und den

Muskeln die Speicherung von Glykogen zu veranlassen, möglich. Ein Insulinmangel oder eine zu geringe Wirkung des Insulins veranlasst, den bereits angesprochenen, erhöhten Blutzuckerspiegel. Die überschüssige Glukose wird ab einem Wert von 160mg/dl aus dem Blut über den Urin ausgeschieden (vgl. Winterhalder, 1988, S. 435).

2.2 Regulation des Kohlenhydratstoffwechsels beim Gesunden

Die Bestandteile Eiweiße, Fette, Vitamine und Kohlenhydrate werden über die Nahrung aufgenommenen und sind wichtige Energielieferanten. Die meisten „Kohlenhydrate werden im Darm zu Monosacchariden (Einfachzucker), wie z.b. Glukose abgebaut und gelangen dann in den Blutkreislauf des Splanchnikussystems" (Behrmann & Weineck, 1992, S. 31). Anschließend gelangt die Glukose über die Blutbahnen in die Leber, wo es in Form von Glykogen gespeichert wird. Dies geschieht bei einem Überangebot von Kohlenhydraten (vgl. Gehr & Thurm, 2001, S.67 f). Auch die Muskelzellen sind in der Lage Glykogen zu speichern oder Glukose in Fette umzuwandeln und als diese zu speichern. Im Zuge der Verbrennung der beiden Energielieferanten wird die chemische Substanz Adenosintriphosphat (ATP) im Muskel produziert. ATP ist die benötigte Energie im Muskel, um das Zusammenspiel von Nerven und Muskeln zur Bewegung zu ermöglichen (vgl. Gehr & Thurm, 2001, S.66 f.). Das Glykogen dient einer kurz- bis mittelfristigen Speicherung und Bereitstellung von Glukose. Bei Bedarf wird das Glykogen wieder zu Glukose aufgespalten (Glukoneogenese) und dem Gesamtorganismus über die Abgabe an das Blut zur Verfügung gestellt. Dieser Prozess hat zur Folge, dass selbst bei längerer Nüchternheit der Blutzuckerspiegel konstant gehalten werden kann (vgl. Behrmann & Weineck, 1992, S. 32). Wenn die Glykogenspeicher in der Muskulatur aufgebraucht sind, kommt es zur Aufnahme der Glukose aus dem Blut. Über das Blut wird die Glukose im gesamten Körper verteilt. Die Glukose wird in das Zellinnere transportiert und zur Energiegewinnung verbraucht (Glykolyse). Hierbei fungiert das ausgeschüttete Insulin als Botenstoff und ist für den Transport der Glukose ins Zellinnere verantwortlich. „Insulin sorgt dafür, dass Blutglukose ihren Verwendungszweck als Energielieferant erfüllt" (Huber, 2010, S. 5). Ein Anstieg des Blutzuckerspiegels ist der Auslöser für die Bauchspeicheldrüse Insulin auszuschütten. Insulin ist das einzige blutzuckersenkende Hormon im menschlichen Organismus. Darüber hinaus hemmt Insulin auch die Freigabe von Glukose an das Blut, indem es den Abbau der Glykogenspeicher in der Leber hemmt (vgl. Gehr & Thurm, 2001, S.74). Der Köper benötigt für die Aufrechterhaltung des Gleichgewichts der Mechanismen täglich ungefähr 2/1000 g Insulin (vgl. Huber, 2010, S. 11).

2.3 Auswirkung des Insulinmangels im diabetischen Organismus

An Diabetes erkrankte Personen leiden entweder unter einem relativen oder einem absoluten Diabetesmangel (vgl. Kerner & Brückel, 2015, S. 96). Durch das Fehlen von Insulin kommt es zur Beeinträchtigung der in Kapitel 2.2 beschriebenen Stoffwechselvorgänge. Kurzfristig sorgt ein erhöhter Blutzuckerspiegel weder für subjektive Symptome noch Schmerzen (vgl. Huber, 2010, S. 5). Ein erhöhter Blutzuckerspiegel kann in der Regel von den Patienten nicht subjektiv wahrgenommen werden. Dies hat zur Folge, dass der erhöhte Blutzuckerspiegel nicht erkannt wird und mittel- bis langfristige Folgen, wie z.b. der „Zerstörung von Blutgefäßen und Nerven und der durch diese versorgten Organe" eintreten (ebd.). „Infolge des Insulinmangels ist einerseits die Glukoseverwertung in der Leber, der Muskulatur und im Fettgewebe vermindert, andererseits die Glukoseabgabe der Leber durch Stimulierung der Glukoneogenese und der Glykogenolyse erhöht" (Behrmann & Weineck, 1992, S. 33). Generell unterscheiden Behrmann und Weineck in *akute* und *chronische Auswirkungen*, die durch den Insulinmangel entstehen (vgl. ebd.).

Mit Bezug auf die oben beschriebene Auswirkung des Insulinmangels treten folgende *akute Auswirkungen* auf. Die durch die Glukoseüberproduktion und Minderverwertung derer veranlasst eine Hyperglykämie. „Die Folge ist Glukosurie mit osmotischer Diurese" (ebd.). Der Verlust von Körpergewicht resultiert durch eine gesteigerte Proteolyse, der verminderten Protein- und Glykogensynthese und einer vermehrten Wasserausscheidung. Darüber hinaus kommt es durch die Hemmung der Lipogenese und der Enthemmung der Lipolyse im Fettgewebe, zu einem Fettabbau und dem Entstehen von Ketonkörpern. Sobald die Ketonkörperbildungsrate größer als die Ausscheidungskapazität im Urin ist, „entsteht eine metabolische Azidose mit Hyperventilation und Dekompensation des Säure – Basen – Gleichgewichts" (ebd.). Diese Ursachen münden in Symptomen wie „Müdigkeit, Gewichtsabnahme, Übelkeit, Erbrechen, Azetongeruch und schließlich das Coma diabeticum" (ebd.).

Ein unzureichend dauerhafter Insulinmangel eines unzureichend behandelten Diabetes mellitus stellt die Ursache für *chronischen Auswirkungen* dar, und verursacht diabetische Spätschäden, welche Komplikation am Gefäßsystem hervorrufen und lassen sich in zwei Gruppen unterscheiden. Zum einem die diabetische Mikroangiopathie, welche vorwiegend bei Typ 1 – Diabetikern auftritt. Es handelt sich um spezifische Veränderungen der kleinen Blutgefäße und ruft Folgeerkrankungen hervor, die hauptsächlich an Augen, Nieren und Nervensystem auftreten (vgl. DDG, 2003, S. 14; Zaccardi et al., 2016, S. 64). Zum anderen die diabetische Makroangiopathie von der hauptsächlich Typ 2 – Diabetiker betroffen sind. Es treten arteriosklerotische Gefäßkomplikationen auf, die überwiegend Folgeerkrankungen an Herz, Gehirn und peripheren Arterien verursachen (DDG, 2003, S. 14; Schunk et al.,2012, S. 646). Im Vergleich zu Stoffwechselgesunden unterscheiden sich die arteriosklerotischen Gefäßkomplikationen qualitativ nicht. Jedoch treten sie früher auf und verbreiten sich diffuser (vgl. Behrmann & Weinecke, 1992, S. 34).

2.4 Klassifikation von Diabetes mellitus

Diabetes mellitus tritt in verschiedenen Erscheinungsformen auf, die sich hinsichtlich Ätiologie, Pathogenese, Genetik und Krankheitsbeginn und –verlauf unterscheiden. Die Gemeinsamkeit aller verschiedenen Krankheitsbilder liegt jedoch in der Hyperglykämie, dem Insulinmangel (relativ oder absolut) und der Glukoseintoleranz (vgl. Behrmann & Weineck, 1992, S. 16). Weltweite Anerkennung findet die Klassifikation der Amerikanischen Diabetes – Gesellschaft (ADA). Die Klassifikation unterscheidet die Krankheit nach Entstehungsursachen und es wird zwischen vier Diabetes – Hauptgruppen unterschieden (siehe Abbildung 2.1). Folgend wird neben der Diagnose, explizit auf den Typ 1a –Diabetes eingegangen.[1] Des Weiteren wird Typ 2 – Diabetes aufgrund seiner gesundheitspolitischen Relevanz dargestellt. Die Klassifikationen der unter 3. und 4. genannten Typen werden in dieser Arbeit aus Umfangsgründen nicht weiter thematisiert.

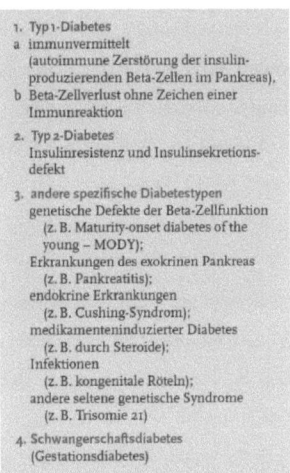

Abbildung 2.1 Klassifikation des Diabetes (Icks, 2005, S. 9; in Anlehnung an ADA 2004).

---

[1] Typ 1a wird meist nur als Typ 1 bezeichnet (vgl. Icks, 2005, S. 9).

2.4.1 Diagnose von Diabetes mellitus

Im Allgemeinen können zur Diagnose eines Diabetes mellitus unterschiedliche Untersuchungsformen herangezogen werden (vgl. Huber, 2010, S. 5; siehe Tabelle 2.1). WHO, ADA und die Deutschen Diabetes Gesellschaft (DDG) defienerten Kriterien nach denen, mit Hilfe von Werten der aktuellen Blutzuckerkonzentration, die Manifestation von Diabetes mellitus diagnostiziert werden kann (siehe Tabelle 2.1). Plasmaglukose und HbA1c sind standardisierte und qualitätsgesicherte Labormethoden (vgl. Kerner & Brückel, 2016, S. 96). „Die Messung des so genannten Blutzuckergedächtniswertes, HbA1c, gibt Auskunft über die mittleren Blutzuckerwerte in den letzten drei Monaten und dient damit als wichtiger Parameter für die Verlaufskontrolle des Stoffwechsels" (Icks, 2005, S. 9).

Untersuchungsform	Kriterium	Diagnose
Zufällig bestimmter Wert	Plasmaglukose ≥ 200 mg/dl (≥11,1 mmol/l)	Diabetes mellitus*
Nüchtern gemessen	Plasmaglukose ≥ 126 mg/dl (≥7,0 mmol/l)	Diabetes mellitus*
	Plasmaglukose 100–125 mg/dl (5,6–6,9 mmol/l)	Gestörte Nüchternglukose (Impaired fasting glucose: IFG)
Oraler Glukosetoleranztest (2-Stunden-Glukose – 75 g Glukose in 300 ml Wasser)	Plasmaglukose ≥ 200 mg/dl (≥11,1 mmol/l)	Diabetes mellitus*
	Plasmaglukose 140–199 mg/dl (7,8–11,0 mmol/l)	Verminderte Glukosetoleranz (Impaired glucose tolerance: IGT)

* Die Diagnose eines Diabetes mellitus muss an einem weiteren Tag bestätigt werden.

Tabelle 2.1 Diagnosekriterien für Diabetes anhand der Bestimmung der Plasmaglukose (venös); (in Vollblut gelten andere Grenzwerte) (Icks, 2005, S. 8) nach The Expert Committee 2003.

Als prädiabetischer Bereich wird die Zone zwischen normalen und diabetischen Blutzuckerwerten bezeichnet. Diese Werte erlauben jedoch noch keine Diagnose (vgl. RKI, 2015, S. 60). Je nach Untersuchungsform („Nüchtern gemessen"; „Oraler Glukosetoleranztest") wird entweder von einer „impaired fasting glucose" (IFG) oder „impaired glucose tolerance" (IGT) gesprochen. „Menschen mit IFG oder IGT haben ein erhöhtes Risiko, an Diabetes zu erkranken" (Icks, 2005, S. 9).

2.4.2 Typ 1 – Diabetes

Der Diabetes mellitus Typ 1 wird häufig als juveniler Diabetes bezeichnet, da er meistens bis zum 30. Lebensjahr auftritt (vgl. Miethling, 1989, S.14; Zimmer, 2011, S. 28). Schätzungsweise 5% aller Diabeteskranken leiden an einem Typ 1-Diabetes (vgl. Icks, 2005, S.9f.). Bei weiteren „5–15% der Diabeteskranken (meist älteren Personen), die aufgrund des klinischen Erscheinungsbildes bisher dem Typ 2 – Diabetes zugeordnet wurden, wird ein verzögert auftretender Typ 1 – Diabetes vermutet, der sog. LADA (latenter Autoimmun-Diabetes der Erwachsenen)" (Icks, 2005, S.9f). Bei Typ 1 – Diabetes besteht ein absoluter Insulinmangel (vgl. Robert – Koch – Institut, 2015, S. 61). Dieser absolute Insulinmangel basiert auf einer chronischen Entzündung der Langerhansschen Inseln in Bauchspeicheldrüse, welche eine Zerstörung der sich dort befindlichen β – Zellen mit sich führt. „Durch Virusinfektionen kann es zu einer Zerstörung der insulinproduzierenden β – Zellen, welche langsam und schleichend verläuft, in der Bauchspeicheldrüse kommen. Ist die Zahl der β – Zellen auf weniger als 10% reduziert, dann kommt es zur Diabetesmanifestation" (Behrmann & Weineck, 1992, S. 20). Es findet keine Insulinherstellung mehr statt und da zum Zeitpunkt der Diagnose meist ein Großteil der β – Zellen zerstört ist, wird eine Aufnahme von industriell produzierten Insulin, welches erstmals 1922 eingesetzt wurde, existentiell (vgl. Fehm – Wolfsdorf, 2009, S. 17). Die Aktivierung der hormonellen Gegenregulation ist insbesondere beim Typ 1 – Diabetiker reduziert und inadäquat (vgl. Halle et al., 2008, S. 18). Durch den langsamen und schleichenden Zerstörungsverlauf tritt der Insulinmangel rasch ein und das plötzliche Fehlen der anabolen Wirkung des Insulins führt zu einem schnellen Verlust des Körpergewichts (vgl. Hick & Hick, 2006, S. 224). Als Ursachen für die Entzündung der Langerhansschen Inseln werden genetische Prädispositionen, Viruserkrankungen, Autoimmunprozesse und Umweltfaktoren wie Ernährung genannt (vgl. Fehm- Wolfsdorf, 2009, S. 18; Behrmann & Weineck, 1992, S.20).

2.4.3 Typ 2 – Diabetes

Thematisch fokussiert sich die Hausarbeit auf den Typ 1 – Diabetiker. Die Tatsache, dass der Anteil der Typ 2 – Diabetiker ca. 90% aller Diabetespatienten ausmacht und immer mehr jüngere Menschen betroffen sind[2], verdeutlicht die gesundheitspolitische Sonderstellung und macht eine Darstellung des Typ 2 – Diabetes unabdingbar (vgl. Fehm – Wolfsdorf, 2009, S. 6; Tamayo & Rathmann, 2015, S. 8). Im Kontrast zum Typ 1 – Diabetiker herrscht bei Patienten mit Diabetes mellitus ein relativer Insulinmangel, der als Konsequenz einer Insulinresistenz der Skelettmuskulatur und/oder einer eingeschränkten Insulinresistenz der Bauchspeicheldrüse entsteht (vgl. Birkemeyer, 2007, S. 9). Ein weiterer Unterschied zum Typ 1 – Diabetes ist, dass es sich um einen nicht insulinabhängigen Diabetes mellitus handelt. Durch eine enorme Zunahme des Fettgewebes kommt es zu einem vermehrten Insulinbedarf (vgl. Hick & Hick, 2006, S. 224). Eine Überforderung der β – Zellen ist

---

[2] In den letzten zehn Jahren haben sich die Neuerkrankungen von Typ 2 – Diabetes bei Jugendlichen verfünffacht (vgl. Danne & Ziegeler, 2015, S. 120).

die Folge (vgl. Liebermeister, 2000, S. 19). Des Weiten kann ein Defekt der Signaltransduktion vorliegen. Die Kopplung zwischen aktivierten Rezeptor und Wirkungsauslösung in den Zielzellen unterliegt einer Störung und es kommt zu einer Insulinresistenz, da das Zielgewebe weniger auf das Insulin anspricht. Folge der Insulinresistenz ist eine Verminderung der Glykogensynthese in der Leber und eine reduzierte Glukoseaufnahme im Fettgewebe und der Muskulatur. Resultat dieses Defekts ist anfänglich eine gestörte Glukosetoleranz mit zwischenzeitlich erhöhtem Blutzucker und im fortgeschrittenem Stadium ein dauerhaft erhöhter Blutzucker (vgl. Hick & Hick, 2006, S. 224). Die Manifestation von Typ 2 – Diabetes, welche vorwiegend im mittleren oder höheren Erwachsenenalter eintritt, hängt neben der genetischen Disposition von zahlreichen Risikofaktoren ab und wird oftmals erst im zusammenhängenden Kontext einer Herz – Kreislauferkrankung diagnostiziert (vgl. Miethling, 1989, S. 15; Fehm – Wolfsdorf, 2009, S. 6). Aufgrund des langsamen und schleichenden Verlaufs wird er erst anhand der Sekundärkomplikation diagnostiziert (vgl. Birkemeyer, 2007, S. 9). Typ 2 – Diabetes hat eine äußerst lange Entstehungsgeschichte und ist letztendlich das Endprodukt von vielen einwirkenden Faktoren. Beispielsweise liegt eine Vererbung bei Kindern von einen Typ 2 – diabetischen Elternteil bei bis zu 50% (vgl. Huber, 2010, S. 11; Herold, 2016, S. 728). „Neben einer genetischen Veranlagung sind eine ungünstige Ernährungsweise, Bewegungsmangel und daraus resultierendes Übergewicht wesentliche Risikofaktoren des Typ-2-Diabetes" (RKI, 2017, S. 51). Die Behandlung von Diabetes mellitus Typ 2 kann über eine Ernährungsoptimierung (Diät) und der Einnahme von Medikamenten erfolgen. Eine Behandlung mit Insulingabe ist erforderlich, sobald das Stadium erreicht wird, indem die β – Zellen erschöpft sind (vgl. Hick & Hick, 2006, S. 224).

Die im Anhang 1 befindliche Tabelle verdeutlicht nochmals die wesentlichen Merkmale und Unterscheidungen von Diabetes mellitus Typ 1 und 2.

2.5 Therapie von Diabetes mellitus

„Eine Heilung des Diabetes mellitus ist bis heute nicht möglich" (Icks, 2005, S. 20).

Generell führt Diabetes mellitus zu Einschränkungen der Lebensqualität und der Lebenserwartung (vgl. Schunk et al., 2012, S. 1604; Paprott et al., 2015, S. 249). Demgegenüber stehen konventionelle und moderne, therauptische Behandlungsformen und –versuche. Beim Typ 1 – Diabetiker gibt es heutzutage therapeutische, fortschrittliche Versuche, wie z.B. „die Transplantation der Bauchspeicheldrüse bzw. insulinproduzierender Zellen oder die Implantation einer künstlichen Bauchspeicheldrüse" (Icks, 2005, S. 20.). Es bieten sich zur Behandlung des Diabetes Mellitus drei Formen an. Die erste Form ist *die konventionelle Insulintherapie*. Bei dieser Form, welche überwiegend bei Typ 2 – Diabetikern und bei Typ 1 – Diabetikern lediglich bei Säuglingen Anwendung findet, werden dem Erkrankten Mischinsuline in Form von Injektionen zwei bis drei Mal am Tag verabreicht. Charakteristisch für diese konventionelle Therapie ist das relativ starre Mahlzeitenschema und, dass das Essverhalten durch die Insulingabe bestimmt wird (vgl. Icks, 2005, S. 20). Die *intensivierte Insulintherapie* (auch Basis – Bolus – Therapie oder Funktionelle Insulintherapie) stellte die zweite Form der Insulintherapie dar. Die intensivierte Insulintherapie ermöglicht im Vergleich zur konventionellen Insulintherapie eine größere Flexibilität. Dass Essverhalten bestimmt die Insulingabe, welche mehrfach und flexibel ist und lässt ein überwiegend frei gestaltbares Zeit– und Mahlzeitenschema zu. Die dritte und letzte Form ist die *Insulinpumpentherapie*. Diese läuft über eine kontinuierliche Insulininfusion in das Unterhautfettgewebe ab (vgl. Gehr & Thurm, 2001, S.95 ff.).

3 Besonderheiten bei körperlicher Aktivität bei Patienten mit Diabetes mellitus Typ 1

Nach der Darstellung des Krankheitsbildes Diabetes mellitus beschäftigt sich der folgende Teil dieser Hausarbeit auf die Besonderheiten die bei Typ 1 – Diabetikern, die durch körperliche Aktivitäten entstehen. Neben Betrachtung der Physiologie des muskulären Glukosestoffwechsels stehen die arbeitsinduzierten Gefahren und somit die Beantwortung der zweiten Fragestellung im Vordergrund (vgl. Kapitel 1).

3.1 Physiologie des muskulären Glukosestoffwechsels

„Kontraktionen der peripheren Skelettmuskulatur erhöhen den muskulären Energieverbrauch", je nach Belastungsdauer und –intensität, auf das Zehnfache im Vergleich zum Ruhezustand (Esefeld et al., 2016 S. 177). Unter Ruhebedingungen wird der Energiebedarf vorrangig durch Oxidation freier Fettsäuren gedeckt. Bei körperlicher Belastung geschieht dies primär über die Glykolyse und bei mittelfristig andauernder Muskelarbeit ergänzend durch die β – Oxidation von freien Fettsäuren. Zu Beginn einer körperlichen Aktivität wird zuerst die intramuskläre Glukose, stammend aus dem Abbau der muskulären Glykogenreserven, verbraucht. Die Glukose gelangt aufgrund der Steigerung des transmembranösen Glukosetransports und der erhöhten Insulinausschüttung vom Blut in die

Muskelzelle (vgl. Kapitel 2.2). Folge der Muskelarbeit ist ein bedingter systematischer Glukoseabfall, welcher durch eine „Steigerung der hepatischen Glukosefreisetzung ausgeglichen" wird, falls diese nicht rechtzeitig durch Nahrungsaufnahme geschieht (ebd.). Die Hemmung der pankreatischen Insulinsekretion und des daraus resultierenden Abfalls des Insulinspiegels im Blut bewirken die Steigerung der hepatischen Glukosefreisetzung. Kontrainsulinäre Hormone, wie z.b. Glukagon (Antagonist vom Insulin), Ketocholamine und Cortisol, wirkend unterstützend. Von Bedeutung ist, dass die hepatischen und muskulären Energiespeicher während und nach Beendigung der Muskelarbeit wieder aufgefüllt werden. Je nach „Entleerungsgrad kann die Glukoseaufnahme in die Muskulatur noch bis zu 48 Stunden nach Ende der Muskelarbeit erhöht sein, was für die medikamentöse Einstellung und Reduktion der Dosis von Bedeutung ist." (ebd.). Starke Entleerungen der muskulären Speicher werden durch lange und intensive Belastungen der Muskulatur hervorgerufen.

3.2 Arbeitsinduzierte Gefahren bei Typ 1 – Diabetikern

Letztendlich fehlt beim Typ – 1 – Diabetikern die pankreatische Insulinsekretion, was eine exogene Substitution zur Folge hat (vgl. Kapitel 2.4.2). Durch jede Insulininjektion entsteht ein relativer Insulinüberschuss. Dadurch wird die „muskuläre Glukoseaufnahme [ge]steigert, gleichzeitig aber die hepatische Glukosefreisetzung blockiert" (Esefeld et al., 2016, S. 177f.). Resultat ist ein Sinken des Blutzuckerspiegels „Unter körperlicher Belastung fällt der Blutzucker bei Diabetikern normalerweise stärker ab als bei Stoffwechselgesunden" (Weineck, 2010. S. 727). Eine Hypoglykämie ist die Folge. Darüber hinaus ist eine Basisinsulinversorgung bedeutend, da ohne diese „eine Aufnahme von Glukose in die periphere Muskulatur nur sehr eingeschränkt möglich ist" (Esefeld et al., S: 178). Das Auslassen von Insulininjektionen bei der Insulinpumpentherapie führt zu einem absoluten Insulinmangel. „Jede nichtadaptierte Insulininjektion führt zu einem relativen Insulinüberschuss, der die bedarfsgerechte Steigerung der hepatischen Glukoseproduktion unter körperlicher Betätigung verhindert" (Zimmer, 2011, S. 28). Simultan kommt es zur Einschränkung der Glukoseaufnahme in der Muskulatur und der Zunahme des Serumglukosespiegels. „Aufgrund der reduziert verfügbaren intramuskulären Glukose wird bei gesteigertem Energiebedarf der arbeitenden Muskulatur dieser dann primär durch freie Fettsäuren gedeckt, was die Entstehung einer Ketoazidose bei Insulinmangel während Muskelarbeit erklärt" (ebd., S. 178). Im Folgenden werden die Hypoglykämie und hyperglykämisch – ketotische Entgleisungen mit Bezug auf körperliche Aktivität genauer betrachtet.

3.2.1 Hypoglykämie

Als Hypoglykämie wird der Zustand der Unterzuckerung des Körpers verstanden (vgl. Weineck, 2010, S. 726). Ursachen einer Hypoglykämie beim Diabetespatienten sind neben einer erhöhten körperlichen Aktivität z.b. unzureichende Nahrungsaufnahme, Medikamentenüberdosierung, verbesserte Insulinwirksamkeit, autonome Neuropathie, beschleunigte Resorption und Kumulation von Insulin und oralen Antidiabetika (vgl. Hien et al., 2013, S.88). Hinsichtlich der Symptomatik wird neben der der individuellen Ausprägung unter den Diabetespatienten, in adrenerge (autonome) und zerebrale (neuroglykopenische) Hypoglykämiesymptome unterschieden. Zu den adrenergen Hypoglykämiesymptomen gehören u.a. weite Pupillen, Unruhe, Aggressivität, Zittern, kalter Schweiß, Übelkeit, Heißhunger und Stuhl – und Harndrang. Angst, Verwirrtheit, Konzentrationsschwächen, psychotische Veränderungen, Lähmungen, Müdigkeit und Krämpfe sind den zerebralen Hypoglykämiesymptomen zuzuordnen (ebd.). Das Auftreten von Unterzuckerungssymptomen ist stark individuell abhängig. Während Stoffwechselgesunde bei Glukosewerten von 80 mg/dl eine Hemmung der endogenen Insulinsekretion erfahren, kommt es bei Werten von 70mg/dl erstmals zu leichten Hypoglykämiesymptomen „wie leichte Unruhe, Reizbarkeit" (vgl. ebd., S. 86). Durch die automatische Gegenregulation fallen Stoffwechselgesunde nicht unter 50ml/dl ab. Der Stoffwechsel und seine Regulationsmechanischem sorgen beim Stoffwechselgesunden, selbst unter Nahrungskarenz, für einen Blutzucker im Normbereich (vgl. ebd., S. 87). „Bei Werten unter 50 mg/dl treten ausgeprägte Symptome auf, unter 30 mg/dl muss mit Bewusstlosigkeit gerechnet werden" (ebd., S. 86). Diabetiker, die unter einer langjährigen (chronischen) Hyperglykämie leiden, können bereits bei einem Blutzucker zwischen 100 und 150 mg/dl Unterzuckerungssymptome erfahren. Mit Bezug auf den Schweregrades der Symptomatik und der Fähigkeit zur Selbsttherapie wird Hypoglykämie in die milde und schwere Hypoglykämie unterschieden. Die milde Hypoglykämie bezeichnet dabei einen Zustand, der durch die selbstständige Einnahme von Kohlehydraten vom Diabetespatienten therapiert werden kann, während bei schweren Hypoglykämie die Therapie nur durch Fremdhilfe möglich ist (vgl. ebd., S. 85).

3.2.2 Hyperglykämisch – ketotische Entgleisungen

Die hyperglykämisch – ketotische Entgleisung beschreibt im Gegensatz zur Hypoglykämie eine Erhöhung der Blutzuckerkonzentration. Voraussetzung für eine hyperglykämisch – ketotische Entgleisung, die sich unter körperlicher Aktivität entwickelt, ist das Vorliegen einer bereits bestehenden schweren Stoffwechselentgleisung. Ein fast vollständiger Insulinmangel, der einen weiteren Glukoseanstieg und einen überproportional starken Anstieg kontrainsulinärer Hormone und Ketonkörper induziert ist die Ursache (vgl. Behrmann & Weineck, 1992, S. 84). „Eine körperliche Belastung führt unter den entsprechenden Ausgangsbedingungen zu einer weiteren Verschlechterung der gesamten Stoffwechsellage"(ebd.). Dadurch kann eine Ketoazidose und unter Umständen ein Coma diabeticum auslösen. Bevor Diabetiker körperliche Aktivitäten anstreben, sollte ein leicht erhöhter Blutzuckerspiegel bestehen, um eine Unterzuckerung zu vermeiden. Tritt jedoch der Fall ein, dass die überschüssige Glukose im Verhältnis zum Insulin zu groß ist, entsteht ein Insulinmangel. Symptome einer Hyperglykämie sind Müdigkeit, Erschöpfung, vermehrter Harndrang und Polydipsie (vgl. Fehm – Wolfsdorf, 2009, S. 13). Das Auflösen des Fettgewebes stellt eine weitere Folge der Hyperglykämie dar. Dies geschieht durch Ketonkörper, die das Blut übersäuern. Mögliche Ursachen für eine Hyperglykämie sind eine zu niedrige oder vergessene Insulininjektion, eine Belastung, die in ihrer Intensität geringer war als subjektiv empfunden oder dass mengenmäßig zu viele Kohlenhydrate aufgenommen wurden. Bei Ketoazidose liegt ein Ausfall der Insulinversorgung vor, weshalb große Mengen Glukose von der Leber ausgeschüttet werden. Der Blutzuckerspiegel steigt rapide, jedoch kann die sich nun im Blut befindliche Glukose aufgrund des fehlenden Insulins nicht aufgenommen werden. Es entsteht eine Unterversorgung der Muskulatur. Eine weitere Aufgabe des Insulins ist die Hemmung der Abgabe von Fetten aus den Zellen in das Blut. Diese Hemmung ist durch das fehlende Insulin gestört (vgl. Gehr & Thurm, 2001, S.130). „Hierbei kommt es durch vermehrten Abbau von Fetten zur Bildung von so genannten Ketonkörpern, welche eine Übersäuerung […] verursachen" (Erdmann, 2010). Eine Ketoazidose liegt vor, sobald ein Azetontest positiv ist und der Blutzuckerspiegel einen Wert von größer als 250mg/dl aufweist (vgl. Gehr & Thurm, 2001, S. 131). Erbrechen, abdominale Algesie, Nausea, Azetongeruch des Atems, tiefes Atmen, Müdigkeit, Durst und häufiges Wasserlassen sind typische Symptome einer Ketoazidose. Diverse körperliche Aktivitäten sind sofort zu unterbinden, falls eine Ketoazidose besteht. Je nach physischer Verfassung des Betroffenen findet eine adäquate Insulingabe in Form von Eigenbehandlung oder im Krankenhaus statt. Darüber hinaus wird die Insulingabe mit der Zufuhr von Flüssigkeit und Blutzuckerkontrollen und Azetontests kombiniert (vgl Gehr & Thurm, 2001, S. 131f.).

4 Konsequenzen arbeitsinduzierter Gefahren für Typ 1 – Diabetikern

Durch die in den Kapiteln 3.2.2 und 3.2.3 dargestellten arbeitsinduzierten Gefahren wird deutlich, dass Typ 1 – Diabetiker außerordentlichem Umständen ausgesetzt sein können, sobald sie sich körperlich betätigen. Da körperliche Aktivitäten für jede Altersgruppe elementarer Bestandteil der Lebensqualität sind und insbesondere für Kinder und Jugendliche ein wichtiges sozial – integratives Element darstellen, befasst sich das folgende Kapitel mit der dritten Fragestellung und zwar den resultierenden *Konsequenzen* aus den o.g. Gefahren (vgl. Zimmer, 2011, S.27; Esefeld et al., 2016, S. 177).

Die *erste Konsequenz* ist die Vorbeugung des Eintretens von den arbeitsinduzierten Gefahren. „Besser als eine Hypoglykämie akut behandeln zu müssen, ist es, durch geeignete Maßnahmen einer durch Muskelarbeit induzierten Hypoglykämie präventiv entgegenzuwirken." (Behrmann & Weineck, 1992, S. 88). Dasselbe gilt für die hyperglykämisch – ketotischen Entgleisungen. In den Kapiteln 3.2.2 und 3.2.3 werden grobe präventive Handlungsmaßnahmen wiedergegeben. Im Falle der Hypoglykämie ist die Insulinmenge im Körper zu Beginn der Aktivität zu hoch und muss reduziert werden. Folgen einer zu hohen Insulinkonzentration im Blut wären, dass die Leber an ihrer Glukoseabgabe gehindert wird und die Muskelzellen nicht mit der nötigen Menge versorgt werden können. Aus diesem Grund sollten Diabetiker auch immer ein erhöhten Blutzuckerspiegel zu Beginn sportlicher Aktivitäten haben, damit eine Glukoseunterversorgung zunächst nicht der Fall ist (vgl. Miethling, 1989, S. 22). Nach Esefeld et al. lässt sich die Hypoglykämiegefahr bei langandauernden Belastungen durch kurze Sprints vor, während oder nach der Belastung senken. Kurze und intensive Intervalle erhöhen den Blutzuckerspiegel für einen kurzen Zeitraum. „Allerdings ist zu berücksichtigen, dass diese intensiveren Belastungen zu einer protrahierten Blutzuckerreduktion führen können" (2016, S. 179). Gründe für das Auftreten von hyperglykämisch – ketotischen Entgleisungen sind vergessene Insulininjektionen, Belastungen, die in ihrer Intensität geringer waren als subjektiv empfunden oder dass mengenmäßig zu viele Kohlenhydrate aufgenommen wurden (vgl. Kapitel 3.2.2). Hierbei handelt es sich um sehr individuelle, subjektive Einschätzungen und Werte. Das verdeutlicht die Individualität jedes einzelnen Diabetespatienten. Damit die individuellen Gegebenheiten eine bestmöglichste Berücksichtigung erhalten, ist es Aufgabe des Patienten Werte und Handlungen, wie z.B. kontinuierliche Erstellung von Blutzuckerprofilen und dem Festhalten von Insulindosis, Injektions - Trainings – Abstand, Zusatzkohlenhydraten und der jeweiligen Belastungsform (Ausdauer-, Krafttraining, Intensität und Trainingspuls) festzuhalten. Das kann z.B. in Form eines Sporttagebuchs stattfinden (vgl. Esefeld et al., 2016, S. 178). Diese Werte geben die besten Hinweise zur optimalen Dosisfindung für Insulin und der Aufnahme von Zusatzkohlenhydrate vor, während und nach der Belastung für den jeweiligen Patienten. Aufgrund der Individualität jedes Patienten hinsichtlich des Ansprechen des muskulären Glukosestoffwechsels auf körperliche Belastung, Glukoseanstieg nach Nahrungsaufnahme, der Insulinreaktion nach Injektion und physischen Trainingszustand der körperlichen Voraussetzung und des gesamten Organismus sind Schulungen und praktische Wissensvermittlungen inkl. einer Bestandsaufnahme der individuellen Anpassungen von zentraler Bedeutung (vgl. Tonoli et al., 2012, S. 1060). Darüber hinaus ist zu beachten, dass körperliche Aktivität und Training zu stärkeren Glukoseschwankungen während und nach der Belastung führen (vgl. Esefeld et al., 2016, S. 177). Im besten Falle sollte der aerobe und anaerobe Stoffwechsel bestimmt werden. Dies geschieht optimaler Weise mit Hilfe einer Ergometrie und zusätzlicher Laktattestung. „Aufgrund der Bestimmung dieser Stoffwechselgrenzen und der assoziierten Pulsfrequenzen können dezidierte Trainingsempfehlungen gegeben werden", da die Glukoseschwankungen im anaeroben Bereich stärker sind als die im aeroben. Bei der intensiven anaeroben Belastungsform kommt es zur verstärkten Freisetzung von Katecholamine, welche unter Belastung zum Anstieg der Blutglukose führen und in der Nachbelastungsphase (gerade jenseits von sechs Stunden) insbesondere Hypoglykämien begünstigen (ebd., S. 178). Die Glukoseaufnahme kann über einen längeren Zeitraum nach Beendigung muskulärer Arbeit noch erhöht sein, was von Bedeutung für die medikamentöse Einstellung und Reduktion der Dosis ist (vgl. Kapitel 3.1). Generell bestehen lediglich grobe Dosis – Wirkung – Beziehungen. Für jeden Patienten müssen <u>individuelle Anpassungsregeln</u> erarbeitet werden, um sportinduzierte Komplikationen zu vermeiden (vgl. Pivovarov, 2015, S. 150; Esefeld et al., 2016, S. 178). „Den Diabetespatienten in die Lage zu versetzen, Sport ohne Selbstgefährdung durchführen zu können, ist eine wichtige Aufgabe der Diabetikerschule, speziell von Arzt-Patienten-Seminaren über Diabetes und Sport" (Zimmer, 2011, S. 27). Das Selbstmanagement der Patienten ist ein wichtiger Faktor für den erfolgreichen Umgang mit Diabetes (vgl. Laxy et al., 2014, S.1).

Die zweite Konsequenz befasst sich mit dem Einleiten von korrekten Handlungsschritten, falls eine arbeitsinduzierte Gefahr nicht ausreichend vorgebeugt wird und dementsprechend eintritt. Je nach Schweregrad der Hypoglykämie können etwaige Gegenmaßnahmen alleine oder nur mit äußerer Hilfe eingeleitet werden. Nichtsdestotrotz gilt sowohl für die Hypoglykämie als auch für hyperglykämisch – ketotische Entgleisungen ein sofortiges Unterbinden jeglicher körperlicher Aktivität (vgl. Kapitel 3.2.1 und 3.2.2). Neben einem SOS – Sportset (Saft, Traubenzucker, Glukosegels) ist es dringend notwendig Sportkameraden, Trainer, Lehrer etc. über das Risiko der arbeitsinduzierten

Gefahren aufzuklären und diese über etwaige Gegenmaßnahmen zu informieren (vgl. Esefeld et al., 2016, S. 178). Neben der sofortiger Unterbrechung der körperlichen Aktivität müssen je nach Schweregrad sofort (Gegen)maßnahmen initiiert werden (Aufnahme von Traubenzucker, Verständigung eines Notarztes). Sobald Insulininjektion Glukoseaufnahme über die Nahrung und Energieumsatz durch die körperliche Betätigung exakt aufeinander abgestimmt werden, kann ich körperliches Training uneingeschränkt empfohlen werden (vgl. Esefeld et al., 2016, S. 178). Im Grunde können Typ – 1 – Diabetiker somit jegliche Sportart auch als Wettkampf- oder Leistungssport ausüben. Allerdings ergibt sich eine *dritte Konsequenz* für das Ausführen von Extremsportarten. wie z.b. Tauchen, Extremklettern, Wildwasserkanufahren oder auch Skitouren, da ein besonderes Maß an Konzentration und Handlungsfähigkeit notwendig ist. Das „Risiko von Bewusstseinsstörungen oder eingeschränkter Urteilsfähigkeit infolge evtl. Hypoglykämien" ist deutlich erhöht (Esefeld et al, 2016, S. 179). Die Durchführung dieser Sportarten bedarf einer langjährigen Erfahrung, individuellen Planung und extreme Sorgfalt des Patienten, aufgrund der möglichen Risiken (vgl. Esefeld et al, 2016, S. 179).

5 Fazit

Diabetes mellitus ist eine Stoffwechselkrankheit und die Anzahl der Betroffenen steigt jährlich. Neben den verschiedenen Erscheinungsformen ermöglichen moderne Therapieformen ein „normales" Leben, wozu auch das Ausführen von körperlichen Aktivitäten gehört. Dadurch können Diabetiker jede Sportart ausüben. Nicht zu unterschätzen ist jedoch die Präsenz der Gefahren, denen Diabetespatienten unterliegen und zu Konsequenzen vor, während und nach körperlichen Aktivitäten führen. Oberste Priorität ist die Vorbeugung des Eintretens von hypoglykämischen und hyperglykämisch – ketotischen Zuständen. Hauptaussage diesbezüglich ist, dass es zwar Handlungsansätze gibt, die auf von den Diabetespatienten zu beachten sind, allerdings die Individualität der Patienten von höchster Bedeutung ist und zwingend berücksichtigt werden muss. „Voraussetzung für eine gefahrlose Sportausübung ist […] ein Verständnis für die Blutzuckerregulation unter den besonderen Bedingungen der extrapankreatischen Insulinzufuhr während der körperlichen Betätigung" (Zimmer, 2011, S. 30). Trotz der arbeitsinduzierten Gefahren überwiegt aus Sicht der Präventivmedizin der Nutzen regelmäßiger Sportausübung die nicht unerheblichen Gefahren der Sportausübung bei Typ 1 – Diabetespatienten bei Weitem. Neben diesen Ergebnissen, mit Bezug auf die eingangs formulierten Fragenstellungen, werden auch Limitation dieser Arbeit deutlich, die Themenschwerpunkte zukünftiger Arbeiten sein könnten. Wie bereits erwähnt, ist Typ 1 – Diabetikern das gefahrlose Ausüben von körperlichen Aktivitäten gar Leistungssport unter Berücksichtigung individueller Maßnahmen möglich. Inwiefern ist Sport jedoch auch als präventiver oder therapeutischer Sicht sinnvoll? Lt. Herbst et al. kann körperliche Aktivität bei Typ 1 – Diabetikern das kardiovaskuläre Risiko und das HbA1c verbessern, jedoch stört jede Muskelarbeit die Glukosehomöostase und eignet sich dementsprechend nicht als eine Therapiemöglichkeit zur dauerhaften Verbesserung der Glukoseeinstellung (vgl. 2007, S. 2098). Im Gegensatz dazu ist Sport nach Halle et al. und Esefeld et al. jedoch ein bedeutender Bestandteil der Diabetes mellitus Therapie und hat positive Auswirkungen auf den Stoffwechsel und Glukoseregulation (vgl. Halle et al., 2008, S. 11; Esefeld et al., 2016, S. 177). Ziel weiterer Arbeiten könnte es sein die Bedeutung von Sport in der Prävention und Therapie von Diabetes mellitus mit Hilfe aktueller Forschungsergebnisse zu betrachten und dabei konträre Meinung wiederzugeben. Darüber hinaus wurden in dieser Arbeit lediglich Schlüsse auf den Typ 1 – Diabetes gezogen. Insbesondere der Typ 2 – Diabetes könnte zum einem hinsichtlich Prävention und Therapie und der Bedeutung von Sport betrachtet werden und zum anderen hinsichtlich der eingangs gestellten Fragen.

Literaturverzeichnis

American Diabetes Association (ADA) (2004). Diagnosis and Classification of Diabetes Mellitus. *Diabetes Care 27 (Suppl. 1),* 5–10.

Behrmann, R. & Weineck, J. (1992). *Diabetes und Sport (Beiträge zur Sportmedizin, 40).* Erlangen: perimed-Fachbuch-Verl.-Ges.

Birkemeyer, A. (2007). *Sport als Therapieprinzip des Typ-2-Diabetes. Unterscheiden sich Typ-2-Diabetiker im mittleren und höheren Lebensalter hinsichtlich zentraler Determinanten und Ausmaß ihrer Sport- und Bewegungsmotivation?.* Saarbrücken: VDM Verlag Dr. Müller.

Deutsche Diabetes Gesellschaft (DDG) (2003). *Definition, Klassifikation und Diagnostik des Diabetes mellitus.* München.

Esefeld, K., Zimmer, P., Stumvoll, M., Halle, M. (2016). Diabetes, Sport und Bewegung. In: *Diabetologie und Stoffwechsel* 11 (S 02), 177–181.

Erdmann, G. (2010). *Diabetische Ketoazidose und Koma Diabeticum.* Zugriff am 25.07.17 unter http://www.diabetes-heute.uni-duesseldorf.de/wasistdiabetes/komplikationen/index.html?TextID=1278.

Ezzati, M. (2016). Worldwide trends in diabetes since 1980. A pooled analysis of 751 population-based studies with 4·4 million participants. In: *The Lancet* 387 (10027), 1513–1530. Zugriff am 25.07.17 unter http://www.thelancet.com/pdfs/journals/lancet/PIIS0140-6736(16)00618-8.pdf.

Fehm – Wolfsdorf, G. (2009). *Diabetes mellitus (Fortschritte der Psychotherapie, 36).* Göttingen: Hogrefe

Gehr, B. & Thurm, U. (2001). *Diabetes- und Sportfibel: mit Diabetes „weiter" laufen.* Mainz: Kirchheim.

Herbst A., Kordonouri O., Schwab K. et al. (2007). Impact of physical activity on cardiovascular risk factors in children with type 1 diabetes: a multicenter study of 23,251 patients. *Diabetes Care*; 30: 2098–2100

Herold, G. (2016). *Innere Medizin*. Köln: Herold.

Hick, C. & Hick, A. (2006). *Intensivkurs Physiologie*. München: Urban & Fischer Verlag.

Hien, P., Böhm, B., Claudi-Böhm, S., Krämer, C. & Kohlhas, K. (2013). *Diabetes Handbuch*. Berlin- Heidelberg: Springer Verlag.

Kerner, W.; Brückel, J. (2015). Definition, Klassifikation und Diagnostik des Diabetes mellitus. In: *Diabetologie und Stoffwechsel* 9 (S 02), 96-99. Zugriff am 25.07.17 unter http://www.deutsche-diabetes-gesellschaft.de/fileadmin/Redakteur/Leitlinien/ Praxisleitlinien/2014/DuS_S2-14_DDG_S96-S99_Definition-Klassifikation-Diagnostik.pdf.

Hien, P., Böhm, B., Claudi-Böhm, S., Krämer, C., Kohlhas, K. (2013). *Diabetes-Handbuch*. 7., vollst. überarb. und aktual. Aufl. Berlin: Springer.

Hillienhof, A. (2016). *Krankenhäuser - Strategien der Zukunft*. Hg. v. Deutsche Ärzteblatt. Zugriff am 25.07.2017 unter https://www.aerzteblatt.de/archiv/175873/Diabetes-Aerzte-betonen-die-Bedeutung-der-Praevention.

Huber, G. (2010): Diagnose der Erkrankung: Normen und Definition des Diabetes. In: Gerhard Huber (Hg.): *Diabetes und Bewegung. Grundlagen und Module zur Planung von Kursen* ; mit 116 Abbildungen, 24 Tabellen und 36 Modulen. Köln: Dt. Ärzte-Verl. (Neue aktive Wege), 5–10.

Huber, G. (2010): Epidemiologie der Diabetes. In: Gerhard Huber (Hg.): *Diabetes und Bewegung. Grundlagen und Module zur Planung von Kursen* ; mit 116 Abbildungen, 24 Tabellen und 36 Modulen. Köln: Dt. Ärzte-Verl. (Neue aktive Wege), 11–20.

Icks, A. (Hg.) (2005): Diabetes mellitus. Robert-Koch-Institut. Berlin: *Robert Koch-Inst (Gesundheitsberichterstattung des Bundes, 24)*. Zugriff am 25.07.2017 unter http://nbn-resolving.de/urn:nbn:de:0257-1002032.

Kerner, W.; Brückel, J. (2015): Definition, Klassifikation und Diagnostik des Diabetes mellitus. In: *Diabetologie und Stoffwechsel* 9 (S 02), 96-99. Zugriff am 25.07.17 unter http://www.deutsche-diabetes-gesellschaft.de/fileadmin/Redakteur/Leitlinien/Praxisleitlinien /2014/DuS_S2-14_DDG_S96-S99_Definition-Klassifikation-Diagnostik.pdf

Laxy, M., Mielck, A., Hunger, M., Schunk, M., Meisinger, C., Rückert, I. et al. (2014): The association between patient-reported self-management behavior, intermediate clinical outcomes, and mortality in patients with type 2 diabetes. Results from the KORA-A study. In: *Diabetes care* 37 (6), 1604–1612. Zugriff am 25.07.17 unter http://care.diabetesjournals.org/content/37/6/1604.

Liebermeister, H. (2000). Was ist und wie entsteht ein Typ-2-Diabetes? In Deutsche Diabetes Union e.V. *Diabetes heute. Erkennung Behandlungen Folgeschäden* (S.19-22). Quackenbrück: Deutsche Diabetes Union e.V.

Mehnert, H., Schöffling, K. (Hg.) (1984): *Diabetologie in Klinik und Praxis*. 2., neubearb. u. erw. Aufl. Stuttgart usw.: Thieme.

Miethling, W.-D. (1989). *Sport für Diabetiker- Erfahrungen, Erklärungen, Empfehlungen*. Wuppertal: Hans Putty Verlag.

Paprott, R., Schaffrath Rosario, A., Busch, M.A. et al. (2015). Association between hemoglobin A1c and all-cause mortality: results of the mortality follow-up of the German National Health Interview and Examination Survey 1998. *Diabetes Care 38(2)*:249–256.

Rathmann, W., Strassburger, K.; Heier, M.; Holle, R.; Thorand, B.; Giani, G.; Meisinger, C. (2009): Incidence of Type 2 diabetes in the elderly German population and the effect of clinical and lifestyle risk factors. KORA S4/F4 cohort study. In: *Diabetic medicine: a journal of the British Diabetic Association* 26 (12), 1212–1219. DOI: 10.1111/j.1464-5491.2009.02863.x. Zugriff am 25.07.17 unter http://onlinelibrary.wiley.com/doi/10.1111/j.1464-5491.2009.02863.x/pdf.

Robert Koch-Institut (2017): *Diabetes-Surveillance in Deutschland – Hintergrund, Konzept, Aus blick*. Zugriff am 25.07.17 unter http://edoc.rki.de/browsing//docviews/abstract.php?lang=ger&id=5023, zuletzt geprüft am 11.07.2017.

Robert-Koch-Institut (2015): Gesundheit in Deutschland. Berlin *(Gesundheitsberichterstattung des Bundes - Gemeinsam getragen von RKI und Destatis)*. Zugriff am 25.07.17 unter http://edoc.rki.de/documents/rki_fv/refNzCggQ8fNw/PDF/29PIbXnI56Jfc.pdf.

Pivovarov, J., Taplin, C., Riddell, M. (2015): Current perspectives on physical activity and exercise for youth with diabetes. In: *Pediatric diabetes* 16 (4), 242–255. DOI: 10.1111/pedi.12272.

Schunk M., Reitmeir P., Schipf, S. et al. (2012). Health-related quality of life in subjects with and without Type 2 diabetes: pooled analysis of five population-based surveys in Germany. *Diabet Med 29(5)*. 646–653. Zugriff am 25.07.17 unter http://onlinelibrary.wiley.com/doi/10.1111/j.1464-5491.2011.03465.x/pdf

Tamayo, T. & Rathmann, W. (2015). Epidemiologie des Diabetes in Deutschland. In diabetesDE – Deutsche Diabetes-Hilfe (Hrsg.), Deutscher Gesundheitsbericht Diabetes 2015. Die Bestandsaufnahme (S. 8-16). Mainz: Kirchheim & Co GmbH. Zugriff am 25.07.17 unter http://www.diabetesde.org/fileadmin/users/Patientenseite/PDFs_und_TEXTE/Infomaterial/Gesundheitsbericht_2015.pdf.

Schöffling, K. (1984). Klassifikation, Ätiologie, Pathogenese, Epidemiologie, Verlauf und Progno se. In: Hellmut Mehnert und Karl Schöffling (Hg.), *Diabetologie in Klinik und Praxis*. 2., neubearb. u. erw. Aufl. Stuttgart usw.: Thieme, 33–65.

Tonoli, C., Heyman, E., Roelands, B., Buyse, L., Cheung, S., Berthoin, S., Meeusen, R., (2012). Effects of different types of acute and chronic (training) exercise on glycaemic control in type 1 diabetes mellitus. A meta-analysis. In: *Sports medicine (Auckland, N.Z.)* 42 (12), 1059–1080. DOI: 10.2165/11635380-000000000-00000.

The Expert Committee on the Diagnosis and Classification of Diabetes Mellitus (2003) Follow-up report on the diagnosis of diabetes mellitus. *Diabetes Care 26 (11)*: 3.160–3.16.

Winterhalder, G. (1988). Diabetes mellitus. In Koch, U., Lucius- Hoene, G. & Stegie, R. *Handbuch für Rehabilitationspsychologie* (S. 435-451). Berlin- Heidelberg: Springer Verlag.

Weineck, J. (2010): Sportbiologie. 10., überarbeitete und erweiterte Auflage. Balingen: Spitta. World Health Organization (WHO) (2016): Global report on diabetes.

Zaccardi, F., Webb, D.R., Yates, T. et al. (2016) Pathophysiology of type 1 and type 2 diabetes mellitus: a 90-year perspective. Postgrad Med J 92(1084):63-69.

Zimmer, P. (2011): Bedeutung von körperlicher Aktivität beim Typ-1-Diabetes. In: *Diabetologe* 7 (1), S. 27–30. DOI: 10.1007/s11428-010-0618-3.

Anhang

Anhang 1

Merkmale	Diabetes mellitus	
	Typ I	Typ II
Alter bei Beginn der Erkrankung	meist 20 Jahre (juveniler Diabetes)	meist 40 Jahre (Altersdiabetes)
Anteil an Gesamtheit der Diabetiker	10 %	90 %
Abhängig von der Jahreszeit	Herbst, Winter	nein
Auftreten der Symptome	akut	langsam
Ketoazidose	häufig	selten
Fettleibigkeit	selten	fast immer
Anzahl der B-Zellen	verringert	verschieden
Insulinabhängigkeit	ja	nein
Rundzellinfiltrate in Langerhansschen Inseln	ja	nein
Familiäre Belastung	selten	fast immer

Anhang 1 Unterscheidungsmerkmale des Typ-1- und des Typ-2-Diabetikers (nach Schöffling 1984, 34). Zitiert nach: : Behrmann, R. & Weineck, J. Diabetes und Sport. Erlangen 1992. S. 17.

BEI GRIN MACHT SICH IHR WISSEN BEZAHLT

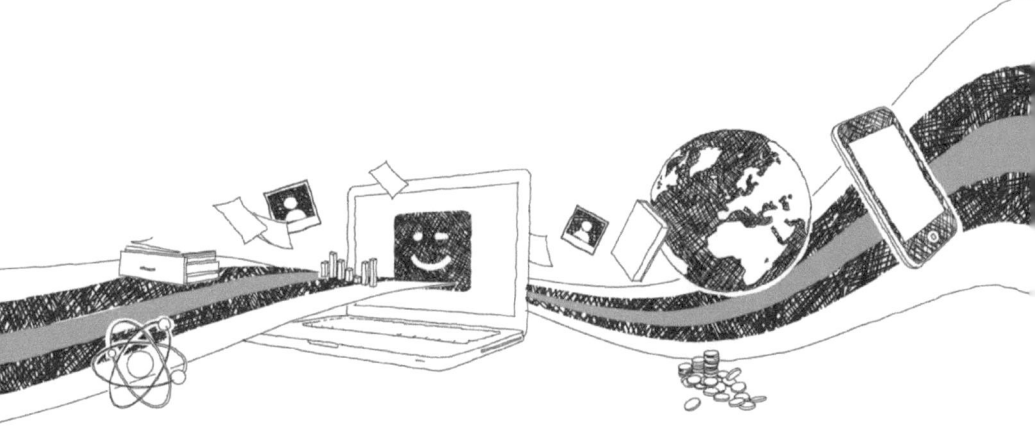

- Wir veröffentlichen Ihre Hausarbeit, Bachelor- und Masterarbeit

- Ihr eigenes eBook und Buch - weltweit in allen wichtigen Shops

- Verdienen Sie an jedem Verkauf

Jetzt bei www.GRIN.com hochladen und kostenlos publizieren

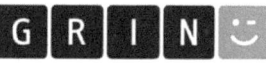